AF586336

NOUVELLE MÉTHODE

de

Diagnostic et Classification

des

Scolioses des adolescents

PAR LE

Dr J. GOURDON

Directeur du Service de massage et gymnastique médicale
à l'hôpital des Enfants de Bordeaux.
Médecin-orthopédiste, Inspecteur des Écoles de la ville de Bordeaux.

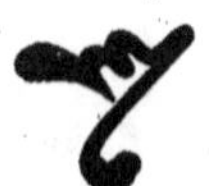

BORDEAUX

Imprimerie G. Gounouilhou

11, Rue Guiraude, 11.

1908

NOUVELLE MÉTHODE

DE

DIAGNOSTIC ET CLASSIFICATION DES SCOLIOSES DES ADOLESCENTS

PAR LE

Dr J. GOURDON

Directeur du Service de massage et gymnastique médicale
de l'hôpital des Enfants de Bordeaux.
Médecin-orthopédiste, Inspecteur des écoles de la ville de Bordeaux.

On trouve dans la plupart des ouvrages qui traitent des déviations de la colonne vertébrale une classification des scolioses des adolescents d'après leur caractère de gravité. On les divise ainsi en trois groupes.

Le premier comprend les déviations de la colonne vertébrale pouvant être redressées par le sujet seul ou par des moyens simples (suspension cervicale); le second comprend les déviations plus accentuées, compliquées de torsion vertébrale entraînant une déformation des côtes, toutes difformités susceptibles d'être amélioreés, en grande partie, par un traitement orthopédique; enfin, dans un troisième groupe, sont classées les scolioses à déviation rachidienne encore plus marquée, avec gibbosité costale plus accentuée, ces difformités étant fixées et peu susceptibles d'être modifiées par une thérapeutique même énergique.

Cette division des scolioses des adolescents est généralement adoptée en pratique.

Cependant il n'est pas possible, en se basant sur les caractères de gravité ainsi établis, de déceler *toutes* les scolioses devant être classées parmi les moins graves, de même qu'il est impossible d'établir une distinction nette entre les scolioses du deuxième et troisième degré, scolioses de gravité moyenne et scolioses très graves. Le praticien ne peut donc, dans la majorité des cas qui lui sont soumis, établir un pronostic réellement sérieux.

Dans la classification que je viens de rappeler, on différencie chacun des trois groupes de scoliose d'après l'importance de l'écart de la déviation latérale et d'après la facilité plus ou moins grande avec laquelle cette déviation est corrigée, c'est-à-dire d'après le degré de fixité de la déviation; les deux derniers groupes seuls sont différenciés par un autre symptôme, la rotation vertébrale, sans que soient précisés les signes servant à distinguer une rotation exagérée d'une rotation moindre, d'où la difficulté de délimiter ces deux dernières catégories.

Cliniquement, on ne peut se baser ni sur le degré de la déviation latérale de la colonne vertébrale ni sur la rigidité du rachis pour définir, d'une façon générale, le caractère de gravité des scolioses des adolescents.

Il est d'abord assez délicat d'apprécier exactement une déviation latérale de la colonne vertébrale. On se repère sur la ligne des apophyses épineuses : on n'a pas ainsi l'indication de l'écart du corps vertébral, toujours plus dévié. Il n'est même pas commode de noter de combien la ligne des apophyses épineuses s'est écartée de la verticale normale.

Le degré de l'écart ne peut non plus avoir de signification concluante : il y a des scolioses graves dans lesquelles on note un degré peu important de déviation latérale et une rotation vertébrale exagérée, et des scolioses à pronostic bénin avec déviation rachidienne accentuée et rotation faible. Enfin, au point de vue thérapeutique, la déviation latérale du rachis est facile à corriger et les moyens orthopédiques sont nombreux pour remédier efficacement à cette inflexion. Cette déviation latérale ne peut donc assombrir le pronostic.

Quant à la rigidité du rachis, elle ne peut davantage servir de base à une classification générale des scolioses. Une colonne vertébrale très déformée peut conserver sa souplesse, le rachis peut même être relâché, et ces formes de scolioses souples ne sont pas les moins graves. D'autre part, la majorité des scoliotiques adolescents qui se présentent à nous avec une colonne vertébrale enraidie n'ont qu'une rigidité apparente, due à la rétraction des ligaments vertébraux du côté de la concavité de la déviation, et cette raideur peut être vaincue sans difficulté par des moyens orthopédiques. La véritable rigidité de la colonne vertébrale, l'ankylose du rachis, ne se trouve que dans les scolioses très anciennes. Ce ne sont pas les plus fréquemment observées, et bien des scolioses de l'adolescence sont graves avant d'avoir ce caractère de fixité réelle.

Le seul symptôme que l'on puisse interpréter utilement pour différencier *toutes* les scolioses des adolescents : c'est la rotation vertébrale.

Deux raisons suffisent à motiver son importance : 1° Cette rotation existe dans *tous* les cas de scolioses, puisqu'elle précède l'apparition de la déviation latérale du rachis; 2° elle entraîne les déformations scoliotiques les plus rebelles au moyen thérapeutique.

Lovett, dans un rapport sur la mécanique de la colonne vertébrale normale présenté au Congrès allemand de chirurgie orthopédique de 1905, a démontré, par des études complètes sur le vivant et sur le cadavre, sur l'enfant et l'adulte, qu'il n'existait pas de mouvement simple de flexion latérale de la colonne vertébrale comme il existe un mouvement simple de flexion antérieure et de rétroflexion : *tout mouvement de flexion latérale est combiné à un mouvement de rotation des vertèbres*, et la flexion latérale de la colonne vertébrale est sous la dépendance de la rotation, car *celle-ci précède toujours la flexion latérale.* De plus, dans ce mouvement combiné de flexion latérale et de rotation vertébrale, c'est la rotation qui est la plus constante. On peut redresser la flexion latérale sans modifier la rotation du rachis, tandis qu'on ne peut modifier cette dernière sans avoir, au préalable, corrigé la flexion latérale.

Ces données mécaniques trouvent leur application en clinique. Il n'est pas rare d'observer des scolioses chez lesquels les symptômes de rotation vertébrale ont précédé ceux de déviation latérale; ce mouvement de rotation est, dans certains cas, très apparent avant que l'on ait à constater un déplacement latéral de la ligne des apophyses épineuses. ***On peut donc être scoliotique avant que la déviation de la ligne des apophyses soit visible.***

Dans la grande majorité des scolioses, la rotation est plus accentuée que la déviation latérale et tend à s'aggraver plus rapidement que celle-ci; il est rare de constater le rapport inverse. Tous les orthopédistes savent enfin que, dans le traitement d'une scoliose, la plus grande difficulté est de provoquer la détorsion du rachis : on corrige la déviation latérale de la colonne vertébrale bien plus facilement.

Si donc, dans une scoliose, la rotation vertébrale précède et domine tous les autres symptômes, il est logique de suivre son évolution, d'en connaître les manifestations, pour caractériser cette scoliose et établir un pronostic utile.

Au cours de l'évolution de la scoliose, il se produit d'aLord une rotation de l'ensemble de la vertèbre; puis, par suite de la résistance de l'arc postérieur vertébral à ce mouvement de rotation d'ensemble, un mouvement de torsion dans la vertèbre elle-même, le corps

Nouvelle Méthode de Diagnostic et Classification des Scolioses

Par le Dr J. GOURDON

DIRECTEUR DU SERVICE DE MASSAGE ET GYMNASTIQUE ORTHOPÉDIQUE A L'HÔPITAL DES ENFANTS DE BORDEAUX

I. — SCOLIOSES DORSALES

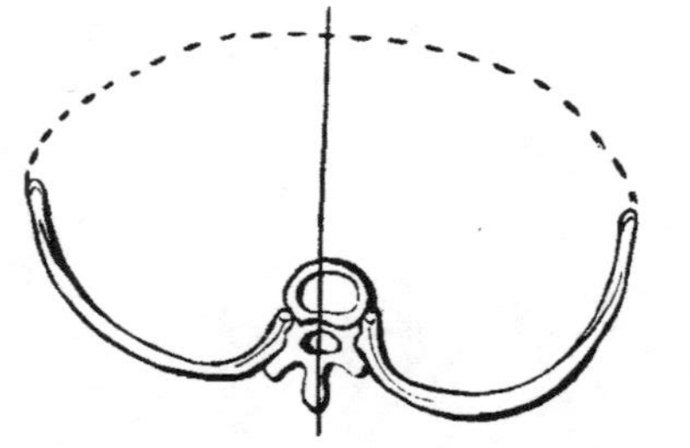

Fig. 1. — Schéma de la surélévation costale droite consécutive à la rotation vertébrale du côté droit.

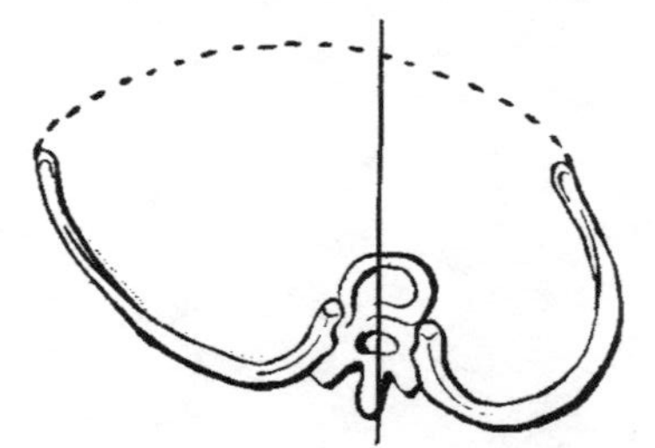

Fig. 2. — Schéma de la formation de l'angle costal mousse consécutif à la rotation vertébrale compliquée de torsion légère de la vertèbre sur elle-même.

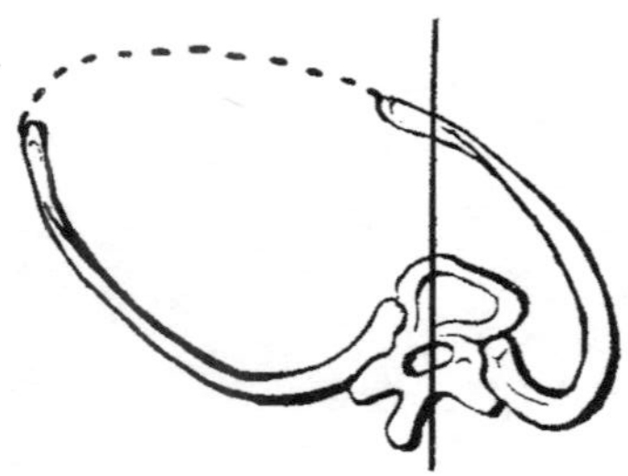

Fig. 3. — Schéma de la formation de l'angle costal aigu consécutif à la torsion exagérée de la vertèbre sur elle-même.

Fig. 4. — Scoliose dorsale droite du premier degré : surélévation costale droite.

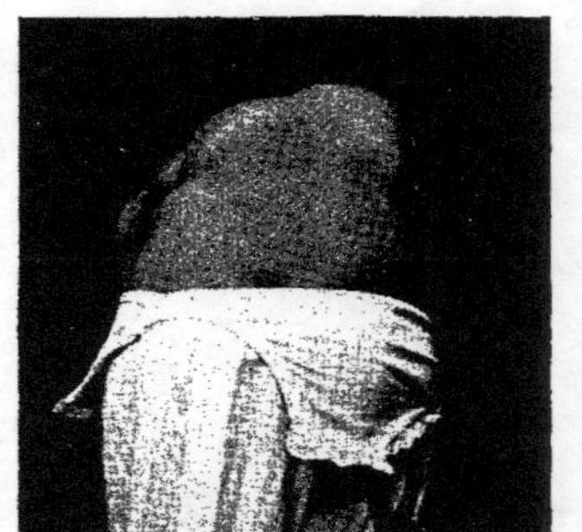

Fig. 5. — Scoliose dorsale droite du second degré : angle costal mousse.

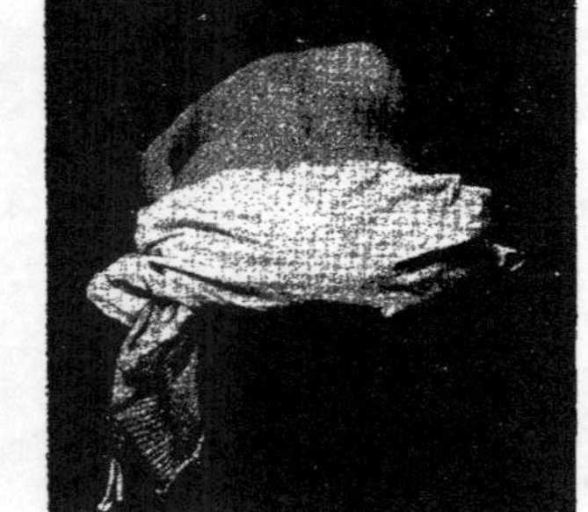

Fig. 6. — Scoliose dorsale droite du troisième degré : angle costal aigu.

— SCOLIOSES LOMBAIRES

11. — SCOLIOSES LOMBAIRES

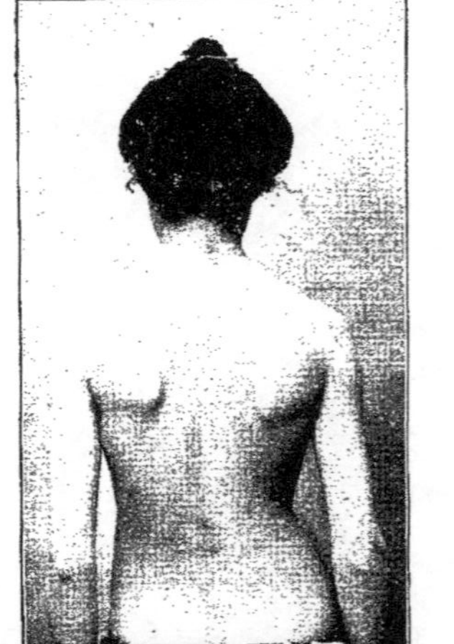

Fig. 7. — Scoliose lombaire gauche du premier degré.

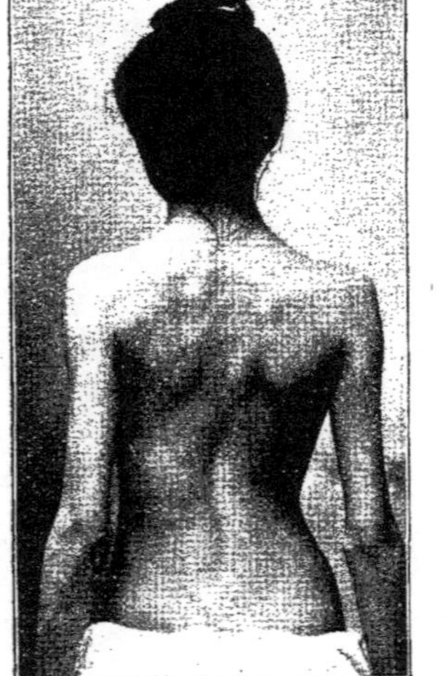

Fig. 8. — Scoliose lombaire gauche du second degré.

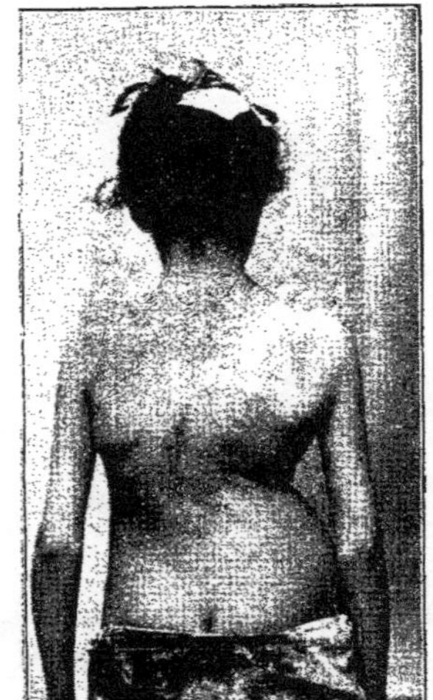

Fig. 9. — Scoliose lombaire gauche du troisième degré.

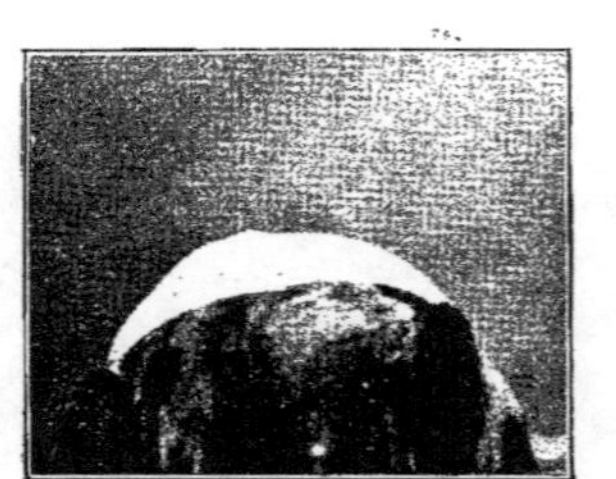

Atténuation, dans la flexion horizontale du tronc, de la saillie paraspinale lombaire gauche observée dans la station verticale.

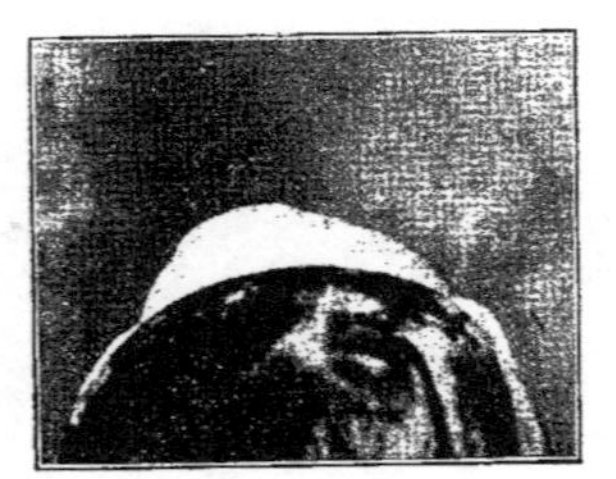

La surélévation paraspinale lombaire gauche conserve son même aspect dans la station verticale et la station horizontale.

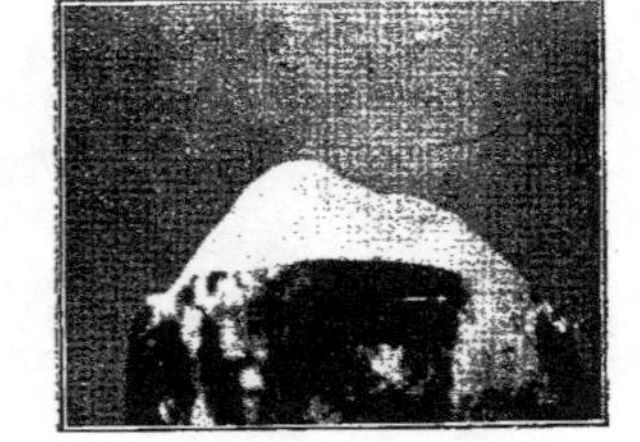

La surélévation paraspinale lombaire gauche observée dans la station verticale s'exagère dans la flexion antérieure du tronc.

vertébral se déplaçant davantage dans le sens de la déviation latérale du rachis.

On comprend que le caractère de gravité se rattache à la torsion de la vertèbre sur elle-même; il sera d'autant plus marqué que cette torsion sera plus accentuée.

Comment déterminer la valeur de la rotation et de la torsion dans une colonne vertébrale déformée? On ne saurait le faire par le palper. La radiographie ne fournit pas non plus d'indications utiles.

Cliniquement, on peut, toutefois, être suffisamment renseigné pour porter un pronostic certain.

Quand la scoliose siège dans la région dorsale, tout mouvement tournant dans les vertèbres de cette région retentit sur la partie postérieure des côtes; quand elle siège dans la région lombaire, ce mouvement des vertèbres est appréciable par le déplacement des parties molles périvertébrales.

Au cours de l'évolution d'une scoliose dorsale, la partie postérieure des côtes, située dans le sens de la rotation du rachis, commence par se soulever dans son ensemble. Cette partie ne subit pas, tout d'abord, de déformation, elle est seulement plus surélevée que la région costale du côté opposé. Plus tard, cette portion costale surélevée se replie sur elle-même, déterminant la formation d'un angle d'abord très ouvert, puis progressivement plus fermé.

Cliniquement, l'expérience m'a démontré : que la surélévation costale correspond à la rotation de l'ensemble de la vertèbre *(fig. 1)*; que la formation d'un angle costal est l'indice d'un commencement de torsion de la vertèbre sur elle-même *(fig. 2)*, et que, cette torsion étant plus marquée, le caractère angulaire de la région costale s'accentue *(fig. 3)*.

La surélévation costale dénote une scoliose bénigne. La déformation costale est un signe d'aggravation, mais elle est susceptible d'être atténuée tant que l'angle costal reste obtus; dès qu'il devient aigu, le pronostic est mauvais.

Quand il s'agit d'une scoliose lombaire, la surélévation des muscles spinaux fournit un élément utile pour apprécier le degré de rotation et de torsion des vertèbres de cette région, et, par suite, le caractère de gravité de ces variétés de déviations de la colonne vertébrale. L'apparence plus ou moins manifeste de cette surélévation et le changement qu'elle subit sous l'influence d'une extension légère du rachis renseignent exactement. Suivant que, sous l'influence de l'extension, cette surélévation des parties molles périvertébrales se corrige, reste stationnaire ou s'exagère, on peut conclure que la scoliose lombaire est curable, susceptible d'être améliorée, ou très grave.

Ces trois degrés dans les manifestations symptomatiques des scolioses lombaires correspondent cliniquement : à la rotation rachidienne simple; à la rotation compliquée de torsion vertébrale faible; à la torsion vertébrale exagérée.

***

La technique la meilleure pour examiner la région dorsale est de placer le sujet debout, le torse nu, les deux jambes également tendues, puis de lui faire fléchir le tronc en avant jusqu'à ce que le thorax soit dans la ligne horizontale. Cette flexion antérieure du tronc détermine une extension du rachis suffisante pour démontrer sa souplesse et pour corriger les déviations et rotations vertébrales insignifiantes. Cette attitude fléchie permet de pratiquer aisément l'examen de la partie postérieure des côtes, et de voir de suite si un des côtés est plus surélevé et s'il est déformé; elle renseigne aussi exactement sur l'état des parties molles avoisinant la colonne lombaire.

I. — Scolioses dorsales.

Si, dans la flexion antérieure horizontale du tronc, les parties postérieures des côtes sont sur un même plan frontal et semblablement conformées, on peut affirmer, quelle que soit la mauvaise attitude habituelle du sujet, qu'il n'a pas de scoliose dorsale.

Quand on constate une asymétrie des deux parties postérieures du tronc ainsi examiné, il y a véritablement une scoliose, et l'on reconnaît comme suit le degré de gravité de la scoliose dorsale :

1° Surélévation costale postérieure, sans déformation des côtes *(fig. 4)* : scoliose bénigne;

2° Déformation costale postérieure ayant l'aspect d'un angle mousse *(fig. 5)* : scoliose de gravité moyenne;

3° Déformation costale postérieure ayant l'aspect d'un angle aigu *(fig. 6)* : scoliose très grave.

II. — Scolioses lombaires.

Pour caractériser les scolioses lombaires, il faut observer le sujet, successivement, dans la station verticale et dans la station de flexion antérieure du tronc.

Si, dans la statique verticale, les régions situées immédiatement de chaque côté de la colonne lombaire ont même apparence, on peut affirmer que le sujet ne présente pas de scoliose lombaire.

Si l'on constate une saillie paraspinale dans la statique verticale, il y a scoliose lombaire, et, pour en définir le caractère, on doit noter ce que devient cette saillie dans la flexion antérieure horizontale du tronc.

Dans cette attitude :

1° S'il y a atténuation de la surélévation paraspinale: scoliose bénigne *(fig. 7)*;

2° Si la surélévation paraspinale conserve son même aspect : scoliose de gravité moyenne *(fig. 8)*;

3° Si la surélévation paraspinale s'exagère : scoliose très grave *(fig. 9)*.

***

Les scolioses dorsales et lombaires du premier degré sont curables; celles du second degré peuvent être améliorées en grande partie par un traitement énergique; celles du troisième degré sont peu modifiées par une thérapeutique orthopédique, qui procure cependant un résultat appréciable en enrayant le processus déformant.

J'ai constaté la valeur de ces pronostics dans de nombreux cas de déviations de la colonne vertébrale que j'ai pu observer longuement.

Cette classification très simple des scolioses des adolescents a pour le médecin praticien plusieurs avantages, elle lui permet : de reconnaître d'emblée s'il y a réellement une scoliose quand on lui demande d'examiner un enfant dont l'attitude habituelle est mauvaise; de faire traiter à temps cette scoliose quand elle existe réellement; enfin, de porter un pronostic certain sur l'efficacité du traitement qui sera institué.

BORDEAUX. — IMPRIMERIE G. GOUNOUILHOU.

www.ingramcontent.com/pod-product-compliance
Lightning Source LLC
LaVergne TN
LVHW052042160826
845678LV00003B/1481